AF404648

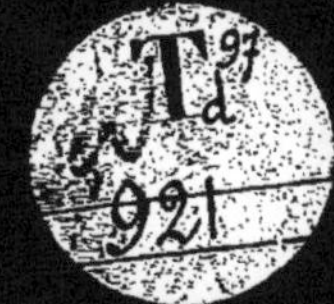

Anton KANAZIRSKY

DOCTEUR EN MÉDECINE

# Contribution à l'Etude

## DU

# Phlegmon Primitif

## Du Tissu cellulaire sous-pleural

### (PÉRIPLEURITE DE WUNDERLICH)

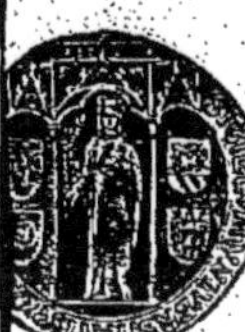

MONTPELLIER

G. FIRMIN, MONTANE ET SICARDI

# CONTRIBUTION A L'ÉTUDE

## DU

# PHLEGMON PRIMITIF

## DU TISSU CELLULAIRE SOUS-PLEURAL

### (PÉRIPLEURITE DE WUNDERLICH)

PAR

**Antoine KANAZIRSKY**

DOCTEUR EN MÉDECINE

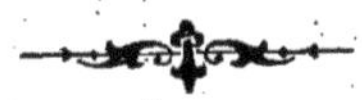

MONTPELLIER

IMPRIMERIE Gustave FIRMIN, MONTANE et SICARDI

Rue Ferdinand-Fabre et Quai du Verdanson

1903

# PERSONNEL DE LA FACULTÉ

MM. MAIRET (✻) . . . . . . . . Doyen
FORGUE . . . . . . . . . . Assesseur

## Professeurs

| | |
|---|---|
| Clinique médicale . . . . . . . . . . . . . MM. | GRASSET (✻). |
| Clinique chirurgicale. . . . . . . . . . . . | TEDENAT. |
| Clinique obstétric. et gynécol . . . . . . . | GRYNFELTT. |
| — — ch. du cours, M. Puech . | |
| Thérapeutique et matière médicale. . . . | HAMELIN (✻) |
| Clinique médicale . . . . . . . . . . . . | CARRIEU. |
| Clinique des maladies mentales et nerv. | MAIRET (✻). |
| Physique médicale. . . . . . . . . . . . | IMBERT |
| Botanique et hist. nat. méd. . . . . . . . | GRANEL. |
| Clinique chirurgicale. . . . . . . . . . . | FORGUE. |
| Clinique ophtalmologique. . . . . . . . | TRUC. |
| Chimie médicale et Pharmacie . . . . . | VILLE. |
| Physiologie. . . . . . . . . . . . . . . | HEDON. |
| Histologie . . . . . . . . . . . . . . . | VIALLETON. |
| Pathologie interne. . . . . . . . . . . . | DUCAMP. |
| Anatomie. . . . . . . . . . . . . . . . | GILIS. |
| Opérations et appareils . . . . . . . . . | ESTOR. |
| Microbiologie . . . . . . . . . . . . . | RODET. |
| Médecine légale et toxicologie . . . . . | SARDA. |
| Clinique des maladies des enfants . . . . | BAUMEL. |
| Anatomie pathologique . . . . . . . . . | BOSC |
| Hygiène. . . . . . . . . . . . . . . . . | BERTIN-SANS. |

*Doyen honoraire :* M. VIALLETON.

*Professeurs honoraires :*
MM. JAUMES, PAULET (O. ✻), E. BERTIN-SANS (✻)

## Chargés de Cours complémentaires

| | |
|---|---|
| Accouchements. . . . . . . . . . . . . . MM. | PUECH, agrégé. |
| Clinique ann. des mal. syphil. et cutanées | BROUSSE, agrégé. |
| Clinique annexe des mal. des vieillards. . | VIRES, agrégé. |
| Pathologie externe. . . . . . . . . . . . | IMBERT L., agrégé. |
| Pathologie générale . . . . . . . . . . . | RAYMOND, agrégé. |

## Agrégés en exercice

| MM. | MM. | MM. |
|---|---|---|
| BROUSSE | VALLOIS | IMBERT |
| RAUZIER | MOURET | VEDEL |
| MOITESSIER | GALAVIELLE | JEANBRAU |
| de ROUVILLE | RAYMOND | POUJOL |
| PUECH | VIRES | |

M. H. GOT, *secrétaire.*

## Examinateurs de la Thèse

| | |
|---|---|
| MM. TEDENAT, *président.* | MM. DE ROUVILLE, *agrégé.* |
| GILIS, *professeur.* | IMBERT (L.), *agrégé.* |

A MES PARENTS

A. KANAZIRSKY.

## INTRODUCTION ET AVANT-PROPOS

Le modeste travail que nous avons l'honneur, de vous soumettre aujourd'hui et pour lequel nous sollicitons toute votre indulgence, a pour objet le phlegmon primitif du tissu cellulaire sous-pleural.

Le sujet de nôtre thèse nous a été inspiré par M. le professeur-agrégé de Rouville.

L'ignorance, que nous avouons sans fausse honte aucune et dans laquelle nous étions jusqu'à notre dernier examen, du phlegmon primitif sous-pleural, est pour beaucoup dans le choix de notre sujet.

Nous divisons notre travail en six chapitres :

Dans le premier chapitre, nous traitons l'historique.

Dans le second chapitre, après avoir donné une description rapide du tissu cellulaire sous-pleural et indiqué ses rapports avec les organes voisins, ses relations vasculaires et lymphatiques, nous cherchons à mettre en évidence la prédominance du mauvais état général du sujet sur les autres causes de la péripleurite.

La symptomatologie fait l'objet du troisième chapitre.

Le quatrième chapitre est consacré au diagnostic et au pronostic.

Dans le cinquième chapitre, nous disons quel doit être le traitement du phlegmon sous-pleural primitif.

Enfin, dans le sixième et dernier chapitre, prennent place les observations.

Avant de quitter la Faculté de médecine de Montpellier, et non la France que, pour bien des raisons, nous avons choisie pour seconde patrie, nous tenons à adresser aux maîtres de cette Faculté l'expression de nos sentiments de gratitude.

Nous remercions tout particulièrement M. le professeur Tédenat de l'honneur qu'il nous fait en acceptant la présidence de notre thèse.

Nous remercions également M. le professeur Gilis pour les précieux conseils qu'il a bien voulu nous donner au sujet de l'anatomie du tissu cellulaire sous-pleural.

Que M. le professeur-agrégé de Rouville nous permette de lui exprimer toute notre reconnaissance pour le sujet qu'il a bien voulu nous confier et pour la bienveillante sympathie qu'il nous a toujours témoignée.

# CONTRIBUTION A L'ÉTUDE

## DU

# PHLEGMON PRIMITIF

## DU TISSU CELLULAIRE SOUS-PLEURAL

### (PERIPLEURITE DE WUNDERLICH)

## HISTORIQUE

La péripleurite ou phlegmon sous-pleural est l'inflammation primitive et indépendante de toute lésion osseuse et de toute lésion pleurale du tissu cellulaire sous-pleural de la paroi thoracique.

Cette affection rare et à étiologie fort obscure, a été décrite pour la première fois, en France, par Boyer en 1846 ; mais d'après Nélaton, la description de Boyer est purement théorique, attendu qu'il n'a point d'observation à l'appui. Ce n'est qu'en 1861 que Wunderlich et Billroth ont parlé de cette affection, et le premier lui a donné son nom. Ils citèrent, chacun, plusieurs observations à l'appui de leur opinion.

Aux observations de Wunderlich et Billroth déjà publiées, Lachapelle, en 1868, ajouta deux nouvelles obser-

vations et fit de la péripleurite le sujet de sa thèse. En
1873, Bartels en publie trois nouveaux cas et en établit
le diagnostic différentiel avec la pleurésie. Quatre ans
plus tard, en 1877, Riegel présente une nouvelle observation. Deux autres observations ont été publiées, l'une par
Barth en 1880 (*France médicale*), l'autre par Peyrot en
1889; et enfin, nous trouvons, se rapportant jusqu'à un
certain point à notre sujet, une dernière observation dans
la thèse d'Auclert, 1893.

# ÉTIOLOGIE ET PATHOGÉNIE

Nous avons jugé utile, avant d'entrer dans l'exposé de l'étiologie et de la pathogénie du phlegmon primitif du tissu cellulaire sous-pleural, de rappeler en quelques lignes, d'après les classiques, l'anatomie de ce tissu, ses rapports avec les organes voisins et ses relations vasculaires, surtout lymphatiques.

Le tissu cellulaire sous-pleural forme une couche mince et continue qui double dans toute leur étendue les plèvres costale et diaphragmatique. Au niveau des côtes, ce tissu est assez abondant, il y est lâche et chargé de graisse ; aussi à cet endroit la plèvre costale adhère-t-elle moins fortement à la paroi thoracique. Il est plus dense au niveau des espaces intercostaux. Au voisinage de l'insertion diaphragmatique du sac péricardique, le tissu cellulaire sous-pleural se charge de graisse et forme des amas lobés ou villeux plus ou moins important, parfois très volumineux. Il présente sa plus grande épaisseur au fond de la gouttière angulaire comprise entre le diaphragme et la paroi thoracique.

Le tissu cellulaire sous-pleural est en rapport, en dedans avec les plèvres costale et diaphragmatique, en dehors avec les côtes et les muscles intercostaux internes ; il est séparé de ces derniers par une mince feuille aponévrotique — le fascia endo-thoracique ; — en bas avec le diaphragme.

En avant et en arrière, la couche de tissu cellulaire sous-pleural se continue avec le tissu cellulaire du médiastin ; en haut, l'atmosphère celluleuse qui entoure les vaisseaux de la base du cou ; en bas, à travers les orifices du diaphragme et l'hiatus costo-diaphragmatique de Tuffier, avec le tissu cellulaire sous-péritonéal ; et enfin en dehors, à travers les espaces perforés et l'ouverture de l'espace, intercostal au niveau de la face latérale des corps vertébraux, avec le tissu cellulaire lâche contenu dans cet espace, compris entre les muscles intercostaux internes et externes.

Les artères du tissu cellulaire sous-pleural sont fournies par les artères diaphragmatiques, mammaires internes, intercostales, thoracique postérieure et mammaire externe.

Ces artères forment au milieu de ce tissu un réseau à larges mailles.

Les veines débouchent dans les intercostales qui, elles, se rendent aux azygos.

Les lymphatiques du tissu cellulaire sous-pleural forment un réseau à mailles assez larges. Ce réseau communique par des branches verticales ou obliques avec le réseau lymphatique de la plèvre costale et de la plèvre diaphragmatique et, par leur intermédiaire, avec la cavité pleurale, les lymphatiques du feuillet viscéral et les lymphatiques du poumon. Il est en communication aussi avec le réseau diaphragmatique et les lymphatiques des espaces intercostaux.

De ce réseau partent de nombreux lymphatiques.

Les lymphatiques qui tirent leur origine de sa portion diaphragmatique ne font que traverser les ganglions diaphragmatiques pour se jeter finalement, les antérieurs dans les ganglions mammaires internes, les postérieurs dans les ganglions sus-pancréatiques.

Ceux issus de sa portion costale antérieure se jettent dans les ganglions mammaires internes. Enfin ceux provenant de ses portions costales moyenne et postérieure, par l'intermédiaire des vaisseaux lymphatiques intercostaux, dans les ganglions prévertébraux.

Le phlegmon primitif du tissu cellulaire sous-pleural est très rare. Les cas observés atteignent à peine le nombre de douze. Son peu de fréquence s'explique par la situation profonde du tissu cellulaire sous-pleural, qui le met à l'abri des traumatismes, et par son peu de développement, qui contribue à y rendre les suppurations difficiles. On l'a observé à tous les âges, mais sa fréquence est plus grande dans la période moyenne de la vie. Le sexe ne joue aucun rôle. Les organismes tarés, surmenés : les alcooliques, les albuminuriques, les tuberculeux, les diabétiques y sont plus prédisposés ; cependant, on l'a observé chez des individus antérieurement bien portants et exempts de tares organiques.

Le refroidissement est noté dans presque toutes les observations ; mais, comme le fait remarquer Bouveret, « c'est là une étiologie banale et qu'on trouve à l'origine de toutes les affections aiguës de la poitrine ».

Lachapelle fait jouer au traumatisme le principal rôle dans la production du phlegmon primitif du tissu cellulaire sous-pleural : « Un coup violent, dit-il, sur la poitrine, une pression forte sur les côtes, telles sont les causes les plus fréquentes auxquelles nous croyons devoir attribuer la péripleurite ». Et voici comment il en explique le mode d'action : « On peut admettre que le corps contondant produise la déchirure d'un ou de plusieurs vais-

seaux qui rampent dans le tissu cellulaire sous-pleural ;
selon la violence du choc, il se formera des infiltrations
sanguines dans les mailles de ce tissu ; il peut même y
avoir de véritables épanchements sanguins.

» Depuis longtemps déjà, le trouble passager occa-
sionné par le corps contondant a été oublié quand, tout à
coup, sous l'influence du froid ou de toute autre cause
inappréciable, le foyer sanguin s'enflamme, l'irritation se
communique aux parties voisines prédisposées, le tissu
cellulaire se convertit en un vaste foyer purulent. »

Il nous paraît intéressant de rapprocher de la théorie
de Lachapelle le rôle que fait jouer Billroth aux ventouses
dans la production de la péripleurite. D'après cet auteur,
l'application de ventouses sur les côtés de la poitrine, là
où les parties molles ont leur moindre épaisseur, peut
développer des accidents péripleurétiques. « On ne peut
mettre en doute, dit-il, ce fait que, dans la plupart des
circonstances, l'aspiration des ventouses détermine une
réplétion des vaisseaux du tissu cellulaire sous-pleural,
si dans ces cas l'action de la saignée locale ne dépasse
pas, en effet, la peau. »

« Comment se fait-il que, justement dans les cas de pleurite, les ventouses procurent un soulagement si évident ?
Aussi une réplétion et une dilatation plus durable des
vaisseaux péripleuraux peuvent-elles conduire à la stase
sanguine, à l'inflammation et à la suppuration chez des
gens prédisposés aux accidents purulents. »

Nous n'allons pas jusqu'à nier le rôle du traumatisme
dans la production du phlegmon primitif du tissu cellulaire sous-pleural ; cependant, il nous semble exagéré de
lui attribuer, à l'exemple de Lachapelle, la première place.
Le traumatisme crée un point faible, un lieu de moindre
résistance, et en même temps, par l'épanchement sanguin

qu'il produit, un bon milieu de culture pour les agents de la suppuration. Son rôle descend au rang de cause prédisposante locale. Il est insuffisant à lui tout seul à produire le phlegmon. Il ouvre la porte aux microbes et favorise tout simplement leur développement dans la région sur laquelle il a porté son action.

Pour avoir de la pleurite, le traumatisme ne suffit pas, il faut encore autre chose : il faut un mauvais état général et des agents de la suppuration.

La cause prédisposante locale, traumatisme dans le cas présent, ne nous paraît pas indispensable malgré l'affirmation de Lachapelle. Sur douze cas de péripleurite, le traumatisme a été incriminé deux fois. Nous savons, d'autre part, combien le traumatisme de la poitrine est fréquent, et si nous admettions pour vraie la théorie de Lachapelle, nous devrions, nous semble-t-il, observer plus fréquemment la péripleurite.

Le mauvais état général et le surmenage étant notés dans presque toutes les observations de péripleurite, le rôle de la cause prédisposante générale est indéniable et son importance est plus grande.

Quels sont les agents microbiens de la péripleurite, d'où viennent-ils, et quelle est la voie qu'ils suivent pour venir exercer leur nuisible action sur le tissu cellulaire sous-pleural ?

L'examen bactériologique du pus du phlegmon primitif du tissu cellulaire sous-pleural n'a été pratiqué que deux fois. Dans le cas de Tuffier, le corps du délit a été le staphylocoque blanc, d'une faible virulence. Dans notre cas le résultat de l'examen bactériologique a été négatif. Quoique n'ayant point fait d'examen microscopique, Souligoux suppose que l'agent microbien de la péripleurite est le streptocoque, mais un streptocoque à virulence exaltée. Notre Maître, monsieur le professeur agrégé de Rouville ne partage pas l'opinion de Souligoux, et attribue bien moins d'importance à la virulence des micro-organismes qu'à l'affaiblissement du terrain.

La porte d'entrée est inconnue : voies digestives, voies respiratoires ? — La voie suivie par les agents de la suppuration dans le phlegmon primitif sous-pleural est, d'après Auclert, la voie lymphatique. D'après cet auteur, les rapports du tissu cellulaire sous-pleural avec la plèvre et ses relations lymphatiques avec cette séreuse sont des conditions qui le prédisposent à l'inflammation primitive. Auclert considère la plèvre comme une vaste surface ganglionnaire entourant le poumon, tandis que le tissu cellulaire sous-pleural correspond à l'atmosphère celluleuse que nous trouvons autour de tous les renflements lymphatiques.

En présence de cette disposition anatomique, il se demande : « Ne peut-on pas admettre que le tissu cellulaire sous-pleural puisse être atteint d'inflammation primitive » ? Et s'appuyant sur la description donnée par Cornil et Babès, de l'inflammation de l'atmosphère celluleuse des ganglions sans participation de ces derniers (périadénite), il conclut par analogie à la possibilité de l'inflammation primitive du tissu cellulaire sous-pleural (péripleurite).

La théorie d'Auclert est très séduisante, mais nous nous expliquons mal comment des microbes doués d'une certaine virulence peuvent traverser la plèvre, à supposer qu'ils viennent du poumon, sans la léser, pour venir se cantonner dans l'atmosphère celluleuse qui l'entoure.

La théorie qui nous satisfait le mieux et qui est en parfait accord avec les faits cliniques observés jusqu'à présent, est celle émise dans son cours à la Faculté par notre Maître M. le professeur agrégé de Rouville. D'après cette théorie, « le phlegmon primitif du tissu cellulaire sous-pleural est une manifestation locale d'une infection générale. »

Pour notre maître, le mauvais état général, le peu de résistance de l'organisme par suite d'une maladie antérieure (diabète, alcoolisme, albuminurie, tuberculose, etc.) ou de surmenage ; — en somme, le terrain est tout.

Les causes prédisposantes locales (traumatismes), les causes occasionnelles générales (refroidissement) et les microorganismes (staphylocoque blanc peu virulent) jouent un rôle tout à fait secondaire. Dans les deux cas de Lachapelle, les deux malades étaient tuberculeux ; celui de Barth s'était surmené d'une façon exagérée. Le début de la maladie, sa marche, son évolution, l'état général infectieux, sa gravité, l'absence de porte d'entrée, etc... tout plaide en faveur de cette opinion, que nous partageons.

# SYMPTOMATOLOGIE

On distingue trois périodes dans l'évolution du phlegmon primitif du tissu cellulaire sous-pleural : une première période de début ou d'invasion ; une deuxième période d'état ou de suppuration et, enfin, une troisième et dernière période de fistulisation.

Le phlegmon sous-pleural primitif débute à la façon d'une pleurésie aiguë : le patient, jusqu'alors bien portant, ou surmené par des excès de tout genre (cas de Barth), ou bien épuisé par une maladie antérieure chronique (diabète, albuminurie, alcoolisme, tuberculose), est pris, à l'occasion d'un refroidissement, d'un traumatisme sur la poitrine ou bien sans cause appréciable, d'un point de côté, parfois très violent, et de frissons ; la fièvre s'allume, la température monte à 39°, 40°, 41° ; le pouls est petit, fréquent, dépressible ; la langue est sèche, la soif vive. Le patient se plaint de céphalalgie. Dans les deux cas de Lachapelle, la toux a été presque nulle, la dyspnée peu prononcée ; mais dans le cas de Barth, la toux a été fréquente, quinteuse et suivie d'une expectoration muqueuse sans caractère net ; la dyspnée excessive ; les mouvements respiratoires, anxieux et superficiels, dépassaient 50 par minute. Entre ces cas extrêmes, tous les intermédiaires ont été observés.

Pendant cette première période l'examen physique du côté malade fournit peu de renseignements. A la percussion et à l'auscultation on trouve de la submatité et de l'obscurité respiratoire dans le point correspondant à la douleur.

Ces symptômes se soutiennent pendant plusieurs jours; ensuite ils diminuent et la maladie entre dans la deuxième période.

Le malade peut succomber pendant la première période à l'infection générale, avant même que les phénomènes locaux objectifs aient eu le temps d'apparaître.

Pendant la deuxième période, une collection purulente se forme dans le tissu cellulaire sous-pleural. Elle décolle et refoule en dedans la plèvre pariétale, qui s'épaissit et se couvre de fausses membranes. Ainsi se forme une barrière qui prévient l'éruption du pus dans la cavité pleurale. Le pus, bridé en dedans par la plèvre pariétale épaissie, poussé en dehors par les mouvements d'expansion du poumon, trouvant d'autre part moins de résistance du côté du tissu cellulaire et des muscles de l'espace intercostal, se porte et pénètre jusque dans le tissu cellulaire sous-cutané.

Lorsque la collection purulente sous-pleurale s'est formée, on constate une voussure plus ou moins prononcée d'un des côtés de la paroi thoracique, mais toujours plus limitée que celle des épanchements purulents de la plèvre. Cette voussure apparaît et devient appréciable trois ou quatre semaines après le début de la maladie, beaucoup plus tôt que la tumeur de l'empyème de nécessité. La matité occupe une plus large surface que tout à fait au début et devient plus compacte. L'auscultation fait constater, dans la zone de matité, l'absence totale du murmure vésiculaire, du souffle et même de l'égophonie. La

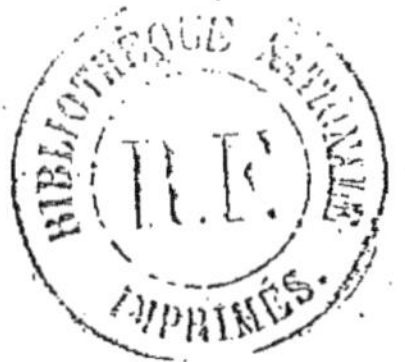

dyspnée devient plus considérable. La fièvre revêt les allures de la fièvre des suppurations.

La tumeur sous-cutanée proémine davantage ; on y découvre de la fluctuation et, lorsque l'abcès n'est pas incisé, la peau rougie s'enflamme, s'ulcère et un pus bien lié, crémeux, s'écoule au dehors. Le patient porte une fistule thoracique qui aboutit à une collection purulente sous-pleurale. Par suite de l'épaississement de la plèvre pariétale, rarement l'abcès s'ouvre dans la cavité pleurale. Il existe deux cas de ce genre, l'un rapporté par Bartels, l'autre par Barth. Dans ce dernier cas, la plèvre pariétale avait été perforée par suite de la chute d'une escarre, sur une étendue d'une pièce de deux francs. « Si l'art n'intervient pas, la suppuration dure longtemps et, comme dans la pleurésie purulente, il est fort rare que cette évacuation constitue un mode de guérison spontanée ».

Quoique rare, on a vu la péri-pleurite se compliquer d'un épanchement pleurétique par simple propagation (cas d'Auclert et de Wunderlich).

Nous croyons nécessaire d'ajouter, à la fin de ce chapitre, quelques lignes sur l'anatomie pathologique de la péri-pleurite.

Si l'on veut bien se rapporter au début du précédent chapitre, où nous traitons de l'anatomie normale du tissu cellulaire sous-pleural, on verra que ce tissu est en rapport en dedans avec la plèvre pariétale, en dehors avec les muscles intercostaux, en avant et en arrière avec le tissu cellulaire du médiastin, et enfin, en bas, avec le diaphragme.

La collection purulente formée aux dépens de ce tissu est donc comprise entre la plèvre en dedans, les muscles intercostaux et les côtes en dehors, le diaphragme en bas.

La plèvre pariétale est épaissie et recouverte de fausses membranes.

Les muscles intercostaux envahis par l'inflammation et la suppuration, se désagrégent et forment une sorte de putrilage. Les côtes résistent pendant un certain temps, ensuite elles sont attaquées par la carie.

Le tissu cellulaire de l'espace intercostal et sous-cutané suppurent à leur tour; la peau rougie s'enflamme, s'ulcère et finit par se perforer.

Une fistule se forme, qui mène dans une cavité située en dehors de la plèvre pariétale. Cette cavité est plus ou moins étendue.

# DIAGNOSTIC ET PRONOSTIC

Nous avons vu, dans le précédent chapitre, combien grande est l'analogie que présentent les symptômes du phlegmon primitif du tissu cellulaire sous-pleural, avec les symptômes des autres maladies de poitrine, et surtout avec les symptômes de la pleurésie et ceux des abcès sous-pleuraux d'origine osseuse ou pleurale. Cette analogie rend le diagnostic excessivement difficile. On n'y arrive que par une étude très attentive des phénomènes généraux, des signes physiques et de la marche de la maladie.

Au début de la péripleurite, avant la formation de la collection purulente, on devra écarter la pleurodynie. qui ne s'accompagne pas de fièvre et la pneumonie lobaire, car celle-ci a pour elle un frisson unique et violent, une dyspnée intense, du râle crépitant et des crachats rouillés.

Le diagnostic avec une pleurésie aiguë au début offre plus de difficultés. Dans les deux cas on a des frissons, de la fièvre, de la douleur dans l'un des côtés de la poitrine. Mais ces symptômes n'offrent pas les mêmes caractères dans les deux affections. Ainsi, le point de côté est plus violent dans la pleurésie que dans la péripleurite ; dans la pleurésie, il coupe pour ainsi dire la respiration et arrache aux malades des cris étouffés ; il n'atteint presque jamais cette acuité dans le phlegmon primitif du tissu cellulaire sous-pleural. Le frisson dans la pleurésie est plus intense, il est unique, et la fièvre ne dépasse que rarement 39°5, elle est continue avec paroxysme le soir ou pendant la nuit ; tandis que dans le phlegmon primitif la fièvre est plus élevée, elle atteint 40°, 41° et peut revêtir tous les caractères qu'elle présente dans les suppurations.

Les frottements pleuraux, la toux sèche et pénible qu'on observe dans la pleurésie font défaut, presque toujours, dans la péripleurite.

La submatité en arrière ou dans l'aisselle, au niveau des scissures interlobaires, les râles, le souffle, signes pulmonaires d'emprunt (Dieulafoy), sont les symptômes qui distinguent, à cette première période, la pleurésie interlobaire de la péripleurite.

Pendant la première période le phlegmon sous-pleural primitif offre des points communs avec l'ostéomyélite des côtes. L'état général est aussi grave dans l'une que dans l'autre maladie, la fièvre, aussi élevée dans la péripleurite que dans l'ostéomyélite, le frisson est le même. Le point qui les différencie est la douleur qui est beaucoup plus vive dans l'ostéomyélite et qui présente un caractère particulier. Dans l'ostéomyélite la douleur siège soit à l'extrémité postérieure, soit à l'extrémité antérieure de la côte: elle a un siège fixe, ce qui ne se voit pas dans le phlegmon sous-pleural primitif.

Après la formation du pus, c'est-à-dire pendant la deuxième période, le diagnostic n'offre de difficultés qu'avec un empyème enkysté ou non et qu'avec un abcès sous-pleural d'origine osseuse ou pleurale.

On notera dans la pleurésie purulente aussi bien que dans le phlegmon primitif sous-pleural de la voussure, un élargissement du côté malade. En outre, il y aura dans

les deux cas, de la matité, une diminution ou une disparition complète du murmure vésiculaire, un souffle bron-
chique ; la voix paraîtra éloignée et on aura de l'égophonie.

Ces signes, cependant, ne sont pas absolument sembla-
bles dans les deux affections et leur examen minutieux
nous fournira les éléments d'un diagnostic différentiel.

Dans le cas de phlegmon sous-pleural primitif, la voussure thoracique est plus limitée, mais plus prononcée que
dans le cas d'empyème, elle survient aussi plus vite. Elle
se montre le plus souvent avant la fin du premier mois.
La tumeur de l'empyème de nécessité ne survient guère
avant le deuxième ou troisième mois. Les phénomènes de
compression sont de beaucoup moins prononcés dans le
phlegmon sous-pleural que dans l'empyème.

La fluctuation de l'espace intercostal est plus commu-
nément constatée dans la péripleurite que dans l'épanchement purulent de la plèvre.

La matité ne présente pas les mêmes caractères : dans
l'empyème, elle occupe le point le plus déclive et elle varie
les changements de position du malade ; dans le phlegmon
sous-pleural primitif, elle est irrégulière et ne subit en
aucune façon l'influence de diverses attitudes du malade.
D'après Bouveret, le siège de prédilection du phlegmon
sous-pleural est la paroi latérale du thorax ; il occupe
quelquefois la partie moyenne de cette paroi, de telle
sorte, qu'il existe au-dessous de la matité un bruit respiratoire à peu près normal. Il est fort rare qu'un empyème
enkysté occupe une semblable situation.

La matité, dans la pleurésie interlobaire, est suspen-
due, comme dans la péripleurite, entre des régions plus
sonores où le bruit respiratoire est à peu près normal, le
seul caractère qui la distingue de la matité du phlegmon

sous-pleural primitif est sa situation au niveau des scissures interlobaires.

La pleurésie interlobaire a pour elle une dyspnée beaucoup plus intense que celle de la péripleurite. Elle se termine toujours par une vomique et donne très souvent lieu à des hémoptysies.

Après l'évacuation du pus, la percussion et l'auscultation révèlent au niveau de la fistule un poumon normal. Il n'en est pas de même dans le cas d'abcès intra-pleural, car, même après la production d'une fistule pleuro-cutanée, le poumon reste longtemps encore éloigné de la paroi thoracique.

« L'établissement d'une fistule facilitera le diagnostic dans quelques cas : l'écoulement du pus augmente ou diminue dans les grandes inspirations suivant qu'il s'agit d'une fistule de phlegmon sous-pleural ou d'une fistule pleuro-cutanée. La poche purulente comprise entre la plèvre et les côtes subira nécessairement les alternatives de resserrement et de dilatation des organes intra-thoraciques. L'écoulement du pus augmentera donc pendant les fortes inspirations. Au contraire, dans le cas de fistule pleurale ce fait se produira pendant les fortes expirations, par exemple si le malade venait de tousser. »

Le pus du phlegmon primitif du tissu cellulaire sous-pleural est, en général, épais, crémeux, bien lié, comme dans toute suppuration phlegmoneuse. Le pus des épanchements purulents de la plèvre est le plus souvent mélangé d'une certaine proportion de sérosité ; il est plus ou moins fluide, séreux, avec des masses fibrineuses purulentes.

A cette même période la confusion est possible avec un abcès froid de la poitrine d'origine osseuse ou pleurale. L'abcès froid a une marche chronique et puis les commémoratifs du début le feront facilement reconnaître. Comme l'abcès procède d'une carie costale on devra noter avant sa formation les symptômes de l'ostéopériostite : épaississement d'une portion de la côte, point douloureux à la pression.

Quand l'abcès succède à une ostéomyélite, le siège des signes stéthoscopiques en arrière près de la colonne vertébrale est caractéristique ; on tiendra compte également de l'âge du sujet et de la manifestation de l'ostéomyélite dans d'autres régions.

Nous venons de voir combien facile est la confusion du phlegmon primitif du tissu cellulaire sous-pleural à toutes les périodes de son évolution avec la pleurésie aiguë, l'ostéomyélite (période de début) et les abcès secondaires sous-pleuraux d'origine osseuse ou pleurale.

Le fait de prendre la péripleurite pour un abcès de la face convexe du foie ne s'était pas encore présenté. Nous avons, dans notre observation, un cas bien typique de cette erreur.

Longtemps, en effet, notre malade a été considéré comme atteint d'un abcès de la face convexe du foie, et ce n'est qu'au moment de l'opération que l'erreur de diagnostic a été reconnue.

Cette erreur provenait de ce que le phlegmon s'étant développé dans le tissu cellulaire compris entre la plèvre diaphragmatique et le diaphragme, présentait tous les symptômes de l'hépatite aiguë suppurée. Le seul fait qui aurait pu nous mettre sur la voie du vrai diagnostic était l'absence totale des antécédents ordinaires de l'abcès du foie (dysenterie, diarrhée, fièvre palustre).

Ce qui a encore contribué à nous faire prendre la péripleurite pour un abcès du foie, c'était, le phlegmon pri-

mitif du tissu cellulaire sous-pleural étant fort rare, faute
d'y avoir songé.

---

## PRONOSTIC

Le pronostic de la péripleurite est très grave : plus de
la moitié des malades dont nous donnons les observations
ont succombé, soit pendant la première période, à l'infection générale, soit plus tard, épuisés par la suppuration.

---

## TRAITEMENT

Dans le phlegmon primitif du tissu cellulaire sous-pleural, nous nous trouvons en face : 1º d'un état général infectieux, la plupart du temps très grave ; 2º d'une collection purulente, plus ou moins étendue, qui menace de s'ouvrir, soit dans la grande cavité pleurale, soit à l'extérieur du côté de la peau. L'ouverture spontanée de la péripleurite met un certain temps pour se produire : elle se fait au bout de trois ou quatre semaines et, pendant ce temps, la fièvre hectique use les dernières forces du malade et met sa vie en danger.

En face de l'état infectieux grave et de la collection purulente, nous avons deux grandes indications à remplir : 1° soutenir les forces défaillantes du malade ; 2° donner au plus vite issue au pus.

La première indication, tirée de l'état général, est remplie par les injections de sérum artificiel, soit dans le tissu cellulaire sous-cutané, soit directement dans les veines, soit en lavements salés, et par l'administration de l'alcool en potion ou sous forme de vin vieux et de champagne.

La seconde indication, tirée de l'état local, est remplie par une large incision en rapport avec les dimensions de la collection purulente. Elle portera au point le plus déclive et le long du bord supérieur de la côte inférieure correspondante. Après évacuation complète du pus, la cavité est lavée avec une solution antiseptique faible ou bien avec de l'eau stérilisée.

Pour assurer le drainage, certains recommandent de faire, au moment de l'ouverture de l'abcès, la résection d'une ou de plusieurs côtes. Cette pratique nous paraît offrir un grand avantage lorsque la cavité est grande, elle est même indispensable quand on se trouve en présence de côtes cariées ; mais en présence d'une collection de minimes dimensions, nous croyons qu'on pourra s'en dispenser, la simple incision étant plus que suffisante.

# OBSERVATIONS

---

### Observation Première

(H. Barth. — *France Médicale*, 1880)

Le 1ᵉʳ mai 1880, un nommé Aubry (Jules), potier, âgé de 28 ans, entre à l'hôpital de la Pitié, dans le service de M. le Professeur Peter.

Cet individu était d'une constitution robuste ; il assurait s'être toujours bien porté, et l'examen détaillé de ses antécédents ne révélait aucune maladie antérieure. Mais, deux semaines environ avant son entrée à l'hôpital, il s'était livré, durant plusieurs jours consécutifs, à des excès de toute nature, qui l'avaient profondément épuisé ; puis, se voyant sans ressources, au lieu de prendre du repos, il avait voulu se remettre au travail, et avait lutté pendant près d'une semaine, aux prises avec une besogne fort pénible. Les suites de cette imprudence ne tardèrent pas à se faire sentir. Vers le 25 avril, il se vit hors d'état de résister plus longtemps ; en proie à un malaise, à une courbature générale, souffrant d'une céphalalgie excessive, de douleurs dans les reins et aux attaches du diaphragme ; l'appétit était entièrement perdu et l'insomnie complète : bref, il se mit au lit, et quelques jours après se fit transporter à l'hôpital.

Lors de son entrée, le 1ᵉʳ mai au soir, je constatai l'état suivant : il avait le teint plombé, la langue tremblante, très sèche, le ventre légèrement tendu, un peu de constipation. Le pouls, petit et dicrote, battait 130 environ à la minute ; la température atteignait 40º4. Mais ce qui attirait surtout l'attention, c'était l'angoisse respiratoire excessive à laquelle le malade semblait en proie ; les mouvements respiratoires, anxieux, superficiels, dépassaient 50 par minute ; la toux, fréquente et quinteuse, était suivie d'une expectoration muqueuse sans caractère net. L'examen physique du thorax fournissait peu de renseignements ; seulement, dans un point très circonscrit, à la base et en dehors, du côté gauche de la poitrine, la pression et la percussion déterminaient une douleur profonde, convulsive, véritablement atroce, qui arrachait des cris au malade ; cette douleur qui persistait, bien que plus sourde, en l'absence de tout contact, semblait être la cause principale de la dyspnée ; à l'auscultation on trouvait seulement, vers la base du côté gauche, un affaiblissement notable du murmure vésiculaire, avec quelques râles avortés.

Je fus frappé de l'état général grave qui existait chez ce malade et de l'intensité de la douleur thoracique, peu en rapport avec les symptômes physiques observés ; je me rappelai le cas, aujourd'hui célèbre, du professeur Dolbeau, dans lequel une douleur excessive de la paroi thoracique permit au docteur J.-B. Barth de porter le diagnostic, plus tard justifié, de gangrène de la plèvre ; par analogie je crus pouvoir diagnostiquer, chez notre malade, une gangrène pleuro-pulmonaire développée sous l'influence du surmenage. Je fis appliquer huit ventouses scarifiées sur le côté gauche et administrer une potion de Todd.

Le lendemain 2 mai, le malade semblait un peu mieux ; le pouls était tombé à 112, la température à 38°2 : la dyspnée avait un peu diminué à la suite de l'application des ventouses. Mais la douleur, spontanée et provoquée, persistait dans le côté gauche avec les mêmes caractères ; le thorax, immobilisé par l'action des muscles, était peu sonore à la percussion ; la respiration, faible et sans ampleur, s'entendait partout, sauf à la base gauche, où on constatait l'existence d'un très léger épanchement pleurétique. L'appétit était nul, la langue très sèche. Les urines n'étaient pas albumineuses. Privé des lumières de mon maître le professeur Peter, absent pour le moment, je crus devoir persister dans le diagnostic porté la veille ; je prescrivis de la limonade vineuse, une potion de Todd, 4 grammes d'extrait de quinquina, et je pratiquai une injection sous-cutanée de 1 centigramme de chlorhydrate de morphine, pour tâcher de calmer la douleur et la dyspnée.

Le soir, le malade n'était pas mieux ; il avait eu dans la journée une hémorragie assez abondante, formée par du sang rouge, sans odeur. Les phénomènes signalés plus haut persistaient sans changement, on trouvait seulement aux deux bases pulmonaires des râles crépitants fins, assez nombreux surtout à gauche (T., 41°).

Le 3 mai au matin, le malade paraît affaibli, adynamié, il avait de temps en temps un peu de délire. La langue était sèche, la face cyanosée ; l'examen de la poitrine, de plus en plus difficile en raison de la dyspnée, révélait une matité complète dans le quart inférieur du côté gauche, avec affaiblissement du murmure vésiculaire, sans souffle ; quelques bouffées de râles crépitants secs disséminés (même température).

Le soir, le pouls était petit, tremblant, presque imperceptible, et battait 160° à la minute ; la température s'élevait à 41°4. La dyspnée était plus intense que jamais ; en avant sous la clavicule, on trouvait une sonorité presque tympanique, et de nombreux râles sibilants ; il fallut renoncer à ausculter en arrière, à cause de l'extrême faiblesse du malade, mais tandis que j'explorais le côté gauche, je sentis non sans surprise, au point où la douleur était la plus vive, une sorte de *crépitation* tactile, analogue à celle de l'emphysème sous-cutané. C'était bien de l'emphysème en effet : dans un point très circonscrit, au niveau du 7e espace intercostal, à peu près sur la ligne axillaire, on découvrait une intumescence arrondie, sans changement de couleur à la peau, et la palpation, très douloureuse du reste, faisait naître en cet endroit le froissement caractéristique des infiltrations gazeuses.

Le malade mourut dans la nuit et l'autopsie faite le 5 mai au matin donna les résultats suivants :

*Autopsie.* — La plèvre gauche, libre d'adhérences, renfermait dans sa cavité environ 500 grammes de sérosité purulente, mêlée de gaz fétides. Ses parois semblaient saines au premier abord, mais au niveau de la partie externe du 7e espace intercostal on découvrait sur la plèvre pariétale une plaque gangréneuse arrondie, de forme presque régulière, de la dimension d'une pièce de deux francs ; à ce niveau, la séreuse ulcérée, grisâtre et ramollie, se faisait détacher avec le dos du scalpel. La plaque de gangrène correspondait exactement à un espace intercostal qu'elle occupait dans toute sa hauteur ; les côtes situées au-dessous étaient parfaitement intactes.

Le tissu cellulaire sous-pleural et celui qui sépare les muscles intercostaux présentait une infiltration purulente mal limitée, à odeur gangréneuse et mêlée de gaz, qui avait fusé surtout en haut et en arrière. Ce phlegmon gangréneux avait évidemment pris naissance sous la plèvre, car les tissus sous-cutanés ne présentaient en ce point aucune trace d'altération ; la peau offrait, comme nous l'avons dit, sa couleur et son épaisseur normales.

Le poumon gauche, atélectasié, congestionné à sa base, n'offrait aucune trace d'infarctus ; la plèvre qui le recouvrait n'était pas altérée.

La plèvre droite était saine ; le poumon droit également sain, mais congestionné à sa base.

Le péricarde et le cœur ne présentaient aucune altération.

Le foie, volumineux, très gras, offrait à sa surface et dans son épaisseur un pointillé noirâtre formé par de très petites ecchymoses.

La rate, volumineuse, diffluente, était également parsemée de nombreuses et très petites ecchymoses.

Les reins étaient augmentés de volume, blanchâtres à leur surface et manifestement graisseux. Vers la partie supérieure du rein droit, non loin de la capsule surrénale, on trouvait un foyer de suppuration peu étendu qui occupait la face externe de l'enveloppe fibreuse du rein, et dont l'origine n'a pu être élucidée.

Les bassinets, les uretères, la vessie et l'urèthre ne présentaient aucune altération.

« L'observation qu'on vient de lire m'a paru intéressante à plus d'un titre. D'abord il s'agit évidemment d'un de ces cas rares, de septicémie aiguë de cause interne, dans lesquels l'organisme surmené, malade, produit spontanément des matières septiques et s'infecte lui-même sans traumatisme extérieur.

En second lieu, cette douleur excessive, avec dyspnée intense, qui a fait croire à l'existence d'une gangrène pulmonaire me paraît mériter l'attention.

Cette douleur si spéciale a été signalée plus d'une fois comme propre à la gangrène pulmonaire corticale avec névrose de la plèvre sus-jacente. Ici elle s'est produite avec les mêmes caractères à la suite d'une lésion gangréneuse de la plèvre pariétale seule. Elle paraît donc liée, selon la remarque de plusieurs observateurs, à toute altération aiguë et profonde de l'un ou de l'autre feuillet de

la séreuse thoracique, pourvue, on le sait, d'un réseau nerveux très
riche et très irritable. »


## Observation II

(Inédite. — Due à l'obligeance de M. le professeur-agrégé De Rouville)


R... E..., pêcheur, âgé de 20 ans, demeurant à Agde, entré à l'hôpital le 24 octobre 1901, parce qu'il souffre dans le côté ; c'est un
sujet robuste, bien constitué, exempt de tout état pathologique
antérieur à la maladie qui l'amène. Il ne boit pas, fume médiocre-
ment, il n'a jamais eu de fièvre paludéenne, ni de dysenterie, ni
même de diarrhée.

Il y a environ neuf mois, à la suite d'un refroidissement qui l'obli-
gea à garder quelques jours le lit, le malade ressentit une vive douleur dans le côté droit ; peu après, raconte-t-il, son abdomen se
tuméfia ainsi que sa jambe droite et sa région scrotale, si bien que
l'on dut lui faire des mouchetures au niveau des parties œdématiées. Ces lésions s'atténuèrent, mais l'abdomen restant volumineux
et l'hypochondre droit douloureux, on lui fit, il y a deux mois, une
ponction au niveau du foie, dit-il (?), qui amena l'écoulement d'un
liquide épais, abondant et rougeâtre ; enfin, le malade reçut encore
sur la région malade l'application de nombreuses pointes de feu
dont on voit la trace et un vésicatoire.

Le côté restait toujours douloureux et tendu lorsque, il y a vingt
jours, le malade se mit à tousser et à cracher abondamment des
matières visqueuses et rougeâtres, à odeur mauvaise. Le malade est
pâle et a beaucoup maigri, il mange peu et ne présente pas de diarrhée (une selle par jour). A l'inspection, la région des fausses côtes
droites apparaît voussurée ; la peau présente les traces des traite-
ments antérieurs, l'ampliation respiratoire est diminuée de ce côté.

Le malade accuse à ce niveau une douleur spontanée à caractère
sourd ; la moindre palpitation détermine une vive réaction, les muscles sont en état de défense, l'abdomen est tendu ; on ne constate
pas d'œdème ; la fluctuation est obscure, la matité hépatique remonte
jusqu'au niveau du sein droit et descend jusqu'à deux travers de
doigt du rebord costal ; elle n'est pas augmentée à gauche ; en

arrière, la matité s'étend de la quatrième côte jusqu'à la base du poumon.

Les bruits du cœur sont sourds, le pouls est à 100 ; les urines sont rouges et chargées, leur analyse fournit les résultats suivants:

|  |  |
|---|---|
| Quantité en 24 heures. . . . | 1100 |
| Densité. . . . . . . . | 1007 |
| Réaction. . . . . . . . | Acide |
| Urée. . . . . . . . : . | 8 gr., 36 (par litre) |
| Glucose. . . . . . . . | O |
| Albumine. . . . . . . . | Légères traces |

Le malade tousse et crache abondamment des matières épaisses et rouge-brique ; la toux est fréquemment quinteuse, la respiration dyspnéique. A l'auscultation du poumon, on note : à droite, obscurité respiratoire en avant et en arrière à la base, plus haut, quelques frottements pleuraux ; pas de bronchophonie ni de voix soufflée, les vibrations sont transmises ; à gauche, pas d'obscurité, gros râles de bronchite ; enfin, la température est assez élevée, puisque, le 26, elle atteint 39°6.

Devant cet ensemble symptomatique on porte le diagnostic d'abcès de foie ouvert dans les bronches et, le 29, on pratique une incision de 15 c. m. le long du rebord costal ; aussitôt après l'incision de la peau on trouve du pus qui s'échappe d'une perforation de la paroi située à 12 c. m. de l'appendice xyphoïde; on résèque l'extrémité antérieure des sixième et septième côtes et l'on tombe dans une vaste cavité de laquelle s'écoule un pus rougeâtre, avec des stries verdâtres, épais et abondant (1 litre environ); la cavité est considérable : on pourrait y loger le poing; ses parois, irrégulières, sont gris-rougeâtres ; elle est circonscrite en bas par le diaphragme, en dehors par les muscles et les côtes, par la plèvre pariétale en dedans; la preuve en est qu'un coup de bistouri ouvre la plèvre et l'on perçoit un sifflement ; la cavité est nettoyée, drainée, on suture et on applique un pansement épais.

Le soir même de l'opération la température tombe à 36°4 ; le lendemain matin elle est à 36°5; le pouls est à 80; le malade, très soulagé, ne souffre plus et est très calme.

Les jours suivants la température se maintient aux environs de

37ᵣ et l'apyrexie est rapidement complète. L'écoulement continue abondant, mais l'état général se relève, le malade s'alimente bien, l'expectoration diminue de plus en plus et finit par disparaître en peu de jours; l'analyse des urines prouve d'ailleurs cette amélioration, le taux de l'urée s'élève; c'est ce que montre l'analyse du 3 novembre :

| | |
|---|---|
| Quantité envoyée. . . | 800 gr. |
| Densité . . . . . . | 1020 |
| Réaction. . . . . . | neutre. |
| Urée . . . . . . | 14,5 |
| Glucose . . . . . | 0 |
| Albumine . . . . . | 0 |

### Observation III

(Observation I de Billroth.— Résumée.— Thèse de Lachapelle).

J. W..., peintre, âgé de 29 ans, reçu à l'hôpital le 13 juillet, mort le 14 août. Il y a onze semaines, il fut pris, sans cause connue, de douleurs lancinantes au côté gauche de la poitrine, accompagnées de fièvre. Les douleurs diminuèrent au bout de quelques jours, après l'application de ventouses et de sangsues. Cependant il se formait progressivement sous la peau une tumeur, qui fut ouverte par le médecin traitant. Evacuation d'une grande quantité de pus, apparition de nouvelles tumeurs, se vidant spontanément.

*Etat actuel.*— Aspect anémique, huit fistules à la partie inférieure du côté gauche de la poitrine ; la sonde ne reconnaît aucune dénudation des côtes ni des cartilages ; œdème autour des fistules, légère augmentation du volume de la moitié gauche du thorax. Matité en arrière et en bas à partir de la septième côte ; murmure vésiculaire affaibli, rien à droite.

*Diagnostic.*— Périostite chronique, avec carie imminente ; excision des fistules ; recherche inutile d'une côte cariée.

Billroth abandonne son premier diagnostic et pense à un empyème enkysté. Fièvre hectique et mort.

*Autopsie.*— Le poumon gauche, par la surface inférieure et externe de son lobe inférieur, est fortement fixé à la plèvre diaphragmatique et à la plèvre costale.

Une sonde poussée de l'extérieur n'entre pas dans la cavité thoracique ; vaste abcès limité en haut par la plèvre diaphragmatique et la plèvre costale, en bas par le diaphragme, en dehors par la paroi thoracique. L'abcès a environ le diamètre d'une tête d'enfant. Les côtes ne sont pas dénudées.


## Observation IV

(Résumée. — Publiée par Bartels)

Péripleurite. — Mort. — Autopsie


C. R..., marin, âgé de 25 ans, entre le 1er juin 1872 à la clinique de Kiel. Il est atteint de syphilis. Depuis huit semaines qu'il a eu une angine, il n'a pu se remettre et souffre de dyspnée, de toux, de sueurs persistantes.

*État actuel.* — Malade très amaigri, presque complètement aphone. La partie moyenne de la région thoracique latérale fait une forte voussure. Les cinquième et sixième côtes surtout sont proéminentes. Dans le cinquième espace, un peu en dehors de la ligne mamellaire, on sent une fluctuation manifeste et une collection plus tendue au moment de l'expiration. Matité limitée au niveau et aux alentours de la tumeur. A l'auscultation, souffle et frottements rudes. Une ponction exploratrice donne issue à du pus crémeux.

Bartels, fort embarrassé, penche vers le diagnostic suivant : ostéopériostite syphilitique suppurée avec abcès principalement sous-costal.

On fait plusieurs nouvelles ponctions. Mais le pus ne s'écoule que d'une façon insuffisante. Aussi Esmarch resèque-t-il, le 15 juillet, la cinquième côte sur une étendue de 4 centimètres. En introduisant le doigt, on reconnaît une vaste cavité ; la sonde pénètre à une profondeur de 17 centimètres d'avant en arrière. Le malade s'affaiblit et meurt finalement de néphrite parenchymateuse.

*Autopsie.* — *Cavité thoracique.* — A gauche, adhérences lâches pleuro-pulmonaires. A droite, le poumon paraît absolument fusionné avec la paroi pectorale. Par la fistule, on entre dans un trajet long de 9 centimètres, dont la paroi est dure et coriace. Le trajet conduit à son tour dans une cavité à poche très épaissie, située en arrière et en dehors du lobe inférieur et remplie d'un liquide jaune brun. En dehors, la paroi de l'abcès est immédiatement adjacente aux côtes extraordinairement épaissies. En certains endroits on peut manifestement constater que la paroi profonde de l'abcès est formée par la plèvre pariétale, fusionnée avec la plèvre pulmonaire.

## Observation V

### (Observation I de la thèse de Lachapelle)

Au n° 3 de la salle 19 (service de M. le professeur Schützenberger), se trouve le nommé Thomel, âgé de 32 ans, employé dans une imprimerie. C'est un homme d'une constitution primitivement assez bonne : tempérament bilioso-sanguin. Il prétend n'avoir jamais eu d'autre maladie que celle qui l'amène à l'hôpital.

A une époque qu'il ne peut préciser (quelques mois), dit-il, il a reçu un coup violent dans la région thoracique gauche. La douleur qu'il éprouva fut passagère, et sa santé ne fut en rien altérée ; mais il y a trois mois, à la suite d'un refroidissement, il ressentit une douleur lancinante dans le côté gauche de la poitrine, s'irradiant vers la partie postérieure, sans localisation fixe, accompagnée d'un frisson peu intense, de chaleur et de sueur.

La soif a été vive pendant longtemps, la toux à peu près nulle, l'expectoration peu abondante, mais sans stries sanguines, la dyspnée peu prononcée ; le décubitus était impossible sur le côté gauche, la fièvre a été violente.

M. le docteur Lévy, appelé auprès du malade, trouva les deux côtés de la poitrine se dilatant uniformément, le gauche un peu moins que le droit.

Sonorité normale de tout le poumon droit ; mais à gauche et en bas, matité en avant et en arrière ; la partie supérieure du poumon gauche présente quelques traces de tuberculisation commençante.

Deux jours après, voussure de la paroi thoracique gauche : matité complète : absence de bruit vésiculaire ; souffle et égophonie.

Les symptômes restèrent les mêmes à peu près une quinzaine de jours, quand le malade aperçut, à la partie inférieure et latérale gauche de la poitrine, une petite tumeur recouverte d'une peau fine.

M. le docteur Lévy fait une incision sur le point le plus saillant ; il en sort une grande quantité de pus, qu'on évalue à un demi-litre. Cette abondance de liquide fit croire à une pleurésie suppurée ; nous verrons à l'autopsie qu'on avait commis une erreur.

Aussitôt après l'opération, le malade s'est senti soulagé, la respiration est redevenue libre, et il ne lui resta qu'une fistule par laquelle le pus continua à s'échapper.

Au moment où nous l'examinons, 25 juillet, la fistule ne présente sur les bords, ni inflammation, ni tuméfaction ; une pression exercée sur le voisinage provoque des douleurs, mais non la sortie du liquide.

Une sonde introduite dans la plaie pénètre de bas en haut et d'avant en arrière, dans une cavité mesurant environ 10 à 15 centimètres de profondeur ; le pus s'échappe en abondance par l'extrémité inférieure de la sonde.

Les recherches les mieux dirigées ne pouvaient faire découvrir aucune altération osseuse.

Le premier diagnostic est confirmé : on croit à une fistule, suite de pleurésie suppurée.

Les mois d'août et de septembre se passent dans des alternatives de bien et de mal, mais la phtisie a fait des progrès.

Le malade tousse beaucoup, surtout la nuit ; oppression très vive la nuit, pas de sommeil.

La phtisie fait des progrès dans le courant d'octobre ; la déglutition devient impossible, et le malade meurt, le 24 octobre, dans un état d'émaciation extrême.

*Autopsie faite par M. le professeur agrégé Feltz.* — Aspect extérieur : émaciation extrême de tout le corps ; les extrémités inférieures sont œdématiées ; pas d'ascite.

Pour pouvoir juger de l'étendue de la poche, on se propose de la remplir d'eau afin de la distendre et juger ensuite de son volume en l'examinant par l'intérieur. Pour cela on ouvre le côté droit du thorax, on applique une ligature en masse sur la racine du poumon droit et on l'enlève. On introduit une canule par la fistule thoracique et on essaie d'injecter de l'eau : l'injection ne pénètre que très peu et ne parvient pas à refouler le poumon correspondant.

Prenant alors pour point de départ les deux ouvertures fistuleuses, on voit que celles-ci communiquent entre elles par un foyer situé dans l'épaisseur des muscles et que celui-ci à son tour communique avec la cavité thoracique par une ouverture irrégulière située au niveau du septième espace intercostal. On poursuit ce trajet en sectionnant la paroi thoracique dans tous les sens jusqu'au niveau des limites de la poche. On arrive ainsi en haut et en arrière jusque tout près de la colonne vertébrale, sans pouvoir toutefois comprendre quelque partie de celle-ci dans l'abcès.

Cette poche s'étend de la troisième côte à la huitième, présente une direction oblique de haut en bas et d'arrière en avant ; sinueuse à sa partie supérieure, elle s'élargit vers sa partie médiane, pour diminuer de nouveau à sa partie inférieure.

Les parois de cet abcès sont constituées :

En dehors, par la paroi musculaire et osseuse du thorax, tapissé par un tissu lardacé assez épais, que l'on pourrait au premier aspect confondre avec un feuillet pleural épaissi; au niveau de la septième et de la huitième côte, le tissu est rongé jusque sur l'os, qui présente une certaine rugosité et quelques traces de carie. En dedans, par le feuillet pleural très épaissi, rugueux ; le feuillet se soude très solidement et se continue sans ligne de démarcation avec le tissu lardacé de la paroi externe au niveau des bords de l'abcès.

Était-on là dans un sac pleural limité par des adhérences ?

Pour décider la question, on sectionne avec précaution la paroi interne de la poche, et on tombe dans la cavité pleurale, dont les deux feuillets sont complètement libres d'adhérences entre eux dans les parties supérieures ; inférieurement les deux feuillets sont accolés ; on croit tout d'abord à des adhérences, mais le doigt introduit entre eux les sépare si facilement que l'on a affaire plutôt à une sorte d'agglutination des deux plèvres qu'à de véritables tractus conjonctifs. L'épithélium de la cavité pleurale est partout conservé, on ne peut donc admettre la pleurésie. La paroi interne du feuillet pariétal et le feuillet viscéral sont donc à peu près intacts.

Les poumons présentent plusieurs cavernes au sommet des deux côtés ; les deux ventricules du larynx sont le siège d'ulcérations assez profondes s'étendant jusque sur les cordes vocales inférieures. L'épiglotte est couverte de granulations rougeâtres.

Conclusion. — D'après ce qui précède, il est donc évident que l'altération avait son siège dans le tissu sous-pleural ; que

c'est dans ce tissu en dehors du sac que s'est propagé l'abcès ;
que la plèvre externe de la face pariétale avait seule participé à
l'inflammation ; que les adhérences inférieures ou plutôt l'agglutination des deux feuillets pouvait être due à la stagnation du
pus dans le cul-de-sac situé au-dessous de la fistule, stagnation
qui, à la longue, aurait produit un degré d'irritation un peu plus
avancé du feuillet pariétal, et lui aurait fait contracter quelques
faibles adhérences avec le feuillet viscéral ; enfin, que si dans l'évolution de la maladie on a constaté les signes de l'épanchement
pleurétique, il y a probablement eu erreur, celui-ci n'ayant laissé
aucune trace visible à l'autopsie.

## Observation VI

(Observation II de la thèse de Lachapelle).

Le nommé Jacques Hauswald, né à Strasbourg, âgé de 35 ans,
journalier, entre à la clinique le 18 juin 1866.

Il y a quelques années, il a reçu le choc d'un timon de voiture au
côté gauche de la poitrine. Depuis cette époque il se portait bien,
quand, il y a trois jours, il ressentit des picotements dans cette
région ; il eut un frisson peu intense, suivi de chaleur et de sueur.
Seize ventouses ont été appliquées en ville, rien n'a été prescrit à
l'intérieur.

*État actuel*. — Face rouge, plaquée, langue blanche très chargée,
dents fuligineuses, pas de céphalalgie ; vomissement bilieux hier
et aujourd'hui, selle normale, respiration peu accélérée, toux peu
fréquente.

Les deux côtés de la poitrine se dilatent uniformément ; sonorité
normale en avant des deux côtés, et en arrière sur tout le côté droit,
mais à gauche et en arrière matité compacte dans le tiers inférieur.

Murmure vésiculaire normal dans tout le côté droit, mais du côté
gauche, le murmure s'affaiblit et même disparaît en allant de haut
en bas.

Lavements, cataplasmes, huile de jusquiame, granulé de morphine le soir.

Le 20, voussure marquée au flanc gauche, matité complète,

absence de bruit vésiculaire sans souffle ni égophonie. Cette matité se continue avec celle du cœur et se propage peu en arrière ; elle est limitée au rebord des fausses côtes.

Le 21, même douleur, même gonflement, langue sale et chargée ; une selle, température 37'6, pouls 104 (matin) ; température 39°6, pouls 112 (soir).

Le 22, température 39° matin, 40°7 le soir. Douleur continue du côté gauche, langue très sale.

Le 23, le malade se trouve mieux. Température 38°6 ; sueurs abondantes à la face.

Le 24, le 25 et le 26, même état ; on découvre un souffle énorme au niveau supérieur de la matité ; égophonie à la percussion, sueurs profuses, tremblottements, grande chaleur.

Le 27, langue rouge, fendillée, peu de coliques, oppression, point de côté disparu, toux plus fréquente, expectoration muqueuse, souffle continu à la partie supérieure de la matité, absence des vibrations thoraciques. T. 40°5.

Une ponction est faite avec un trocart de moyenne grosseur dans le sixième espace intercostal. Il s'écoule 12 cent. cubes d'un liquide purulent, puis sanguin. Vers la fin il rentre un peu d'air dans le mouvement d'inspiration ; le jet de liquide est augmenté par une petite toux saccadée ; il augmente surtout pendant l'expiration. Une hémorragie trop forte étant redoutée, on agrandit avec un bistouri le trou pratiqué par le trocart, et le doigt introduit dans cette ouverture arrête l'écoulement du sang en pressant contre la côte. Le doigt est ensuite remplacé par une compresse en godet bourrée de charpie. On surveille le malade de près pendant la journée. Le pansement est maintenu tout le jour. Le soir, le malade ne se trouve pas mal ; il ne s'est fait qu'un faible écoulement ; transpiration abondante. T. 39 6, pouls 100.

La fin de l'année 1866 et l'année 1867 se passent avec des alternatives de bien et de mal ; le malade s'incurve beaucoup du côté gauche.

Le 1er août 1867, le sondage de la plaie cause peu de douleur au malade.

Le malade sort pour rentrer le 12 novembre. A cette époque, le trajet fistuleux situé sur la partie latérale gauche du thorax ne s'est pas fermé. Il s'écoule toujours une assez grande quantité de pus séreux mal lié. En introduisant un stylet d'avant en arrière, on tombe sur une partie osseuse dénudée et rugueuse (carie costale). Tout autour on trouve de la matité ; le thorax s'est rétréci.

La partie supérieure du poumon gauche est sonore et respire bien. Le malade ne souffre pas ; l'état général est assez bon. On nourrit le malade.

Le 28 décembre, autour de la fistule, matité dans l'espace de 4 à 5 centimètres. Respiration se faisant bien dans tout le poumon gauche, cependant un peu affaiblie, pas aussi forte que dans le poumon droit. Pas de toux ni d'expectoration ; incurvation du côté gauche. Le tracé cystométrique donne une rétraction du côté gauche en avant, et, au contraire, une partie bombée en arrière. La mensuration donne, pour le côté gauche (côté malade) 0m43 ; pour le côté droit (côté sain), 0m44 et en tout 0m87 pour la dimension totale de la poitrine (Les mesures ont été prises immédiatement au-dessus de la fistule et les points de repaire étaient la colonne vertébrale et une ligne passant par le milieu du sternum).

Écoulement abondant et continuel de pus par la fistule. Quelquefois du pus dans les urines. Appétit conservé.

## Observation VII

*(In* Thèse d'Aullert).

C. B. Anna, 31 ans, revendeuse, entre dans le service de M. Weill, le 7 février 1891. Son père est mort à 53 ans, des suites d'une vive frayeur, sa mère à 52, d'une tumeur abdominale.

Pas d'antécédents personnels, elle n'aurait jamais été malade et ne tousse pas habituellement. Réglée à 17 ans, toujours régulièrement jusqu'il y a deux mois, date du début de la maladie, la menstruation a cessé depuis cette époque.

Constipation depuis 12 jours avant le début, digestion ordinairement difficile.

Cette femme faisait un métier très pénible, elle s'exposait au froid, pendant des heures entières, dans l'immobilité.

Le 9 décembre, elle ressentit tout d'un coup un point très violent dans le côté gauche. Pas de frissons, pas de toux ni d'expectoration, pas de sensation de fièvre le soir. Anorexie et diarrhée qui ont persisté d'une façon continue jusqu'à maintenant.

Au bout de cinq jours, disparition du point de côté, ainsi que de la dyspnée qu'il occasionnait.

Amaigrissement prononcé à partir du début de la maladie.

Aucun signe nouveau avant l'entrée à l'hôpital, mais le lendemain, sueurs profuses abondantes pendant environ 2 heures. Jamais de frissons. Toux rare, expectoration muqueuse.

Le thorax est un peu aplati à gauche, en arrière. Pas d'œdème des parois, pas de douleur de la pression. Matité absolue qui remonte jusqu'à l'épine de l'omoplate, au-dessus de laquelle il y a un peu de sonorité.

Au niveau des trois ou quatre dernières côtes, obscurité respiratoire absolue, remplacée, à mesure que l'on monte vers l'omoplate, par un souffle tubaire inspiratoire et expiratoire, dont le maximum est au dessous de l'épine de l'omoplate qui disparaît au-dessus.

Dans les mêmes régions, pectoriloquie aphone, bronchophonie légère à mi-hauteur. Voix généralement un peu chevrotante, vibrations abolies au-dessous de l'épine, diminuées en-dessus.

En avant, pas de diminution de la sonorité, léger tympanisme sous la clavicule. Disparition de l'espace de Traube.

Le cœur bat dans le quatrième espace à deux travers de doigt en dedans du mamelon.

10 février. — Ponction avec la seringue de Pravaz. On retire du pus qui vient très facilement dans le septième espace en arrière.

Urines sans albumine.

12 février. — La température du matin est de 37°4, et le soir de 39°. Matin et soir, transpiration abondante.

14 février. — La malade se plaint vivement d'une douleur au côté gauche, depuis trois jours. Elle gémit, reste immobile. Empâtement de la région latéro-postérieure.

Incision au niveau du huitième espace, en arrière de 5 centimètres jusqu'à l'aponévrose costale interne. On tombe sur un foyer purulent, infiltré, fétide, large comme la main.

Plusieurs ponctions dans la plèvre ne donnent pas d'issue de liquide.

16 février. — Pansement, drainage ; soulagement immédiat qui a duré.

— 43 —

17 février. — Tousse beaucoup. La fièvre devient rémittente. Mêmes signes d'auscultation. De nouvelles ponctions en différents endroits ne donnent rien.

8 avril. — Il y a trois jours, la malade a été prise de quintes de toux ; elle sent un goût infect et l'expectoration comprend maintenant des crachats opaques au milieu d'une sérosité abondante. Pas de pus.

15 avril. — La matité persiste. Vibrations toujours abolies à la base. En somme, très peu de changement.

22 avril. — Toujours les mêmes signes : la malade tousse moins. L'expectoration a perdu la forme vomicoïde.

Respiration obscure en avant et par côté.

14 mai. — Matité jusqu'en haut (à gauche).

Vibrations abolies en arrière et en bas jusqu'au sommet, existent en avant. Souffle en arrière et en bas jusqu'à l'épine de l'omoplate, presque cavitaire. A la fin de l'expiration, deux ou trois râles très fins, à timbre presque métallique. Voix de jeton jusqu'à l'épine de l'omoplate.

12 juin. — Le son revient au sommet gauche ; les vibrations existent égales à peu près partout. Souffle au sommet. Obscurité en bas. La respiration ne s'entend bien que sous la clavicule. Abaissement de l'épaule.

18 juillet. — L'épaule est de plus en plus abaissée.

Rétrécissement du thorax. Scoliose dorsale droite. La sonorité est revenue en avant et en arrière dans la fosse sus-épineuse.

14 septembre.— La malade est plus forte ; elle mange bien et peut coudre sans fatigue. Elle n'est plus oppressée. La poitrine se rétrécit de plus en plus à gauche, en même temps que l'épaule s'abaisse. Matité de tout le côté gauche, sauf en avant et en haut.

A l'auscultation, on constate au sommet : obscurité respiratoire à la partie moyenne, souffle presque caverneux terminé par des râles à timbre sec. A la base, absence respiratoire avec quelques crépitations sèches. Pectoriloquie aphone. La voix retentit, timbre de jeton.

Rien en avant. L'expectoration se compose de sept à huit crachats, larges comme des pièces de 1 franc, épais, gris, bien détachés les uns des autres. Ces crachats ne sont accompagnés d'aucun autre liquide, ni sérosité, ni mucus.

Pas de fièvre. La malade dort bien.

24 août. — La malade vient se montrer à M. Weill. Depuis sa sortie, elle n'a cessé de tousser avec une expectoration muco-purulente assez abondante. La toux n'a diminué que depuis un mois.

. Deux ou trois fois cet hiver, un peu de sang dans les crachats. Amaigrissement depuis un mois. Plus de sueurs nocturnes voilà huit à dix mois.

La fistule thoracique a donné issue à un peu de liquide jusqu'au mois de janvier.

A la percussion, on constate une matité absolue à gauche dans la moitié inférieure, et de la submatité dans tout le reste de la hauteur. Le côté gauche est très aplati. Obscurité respiratoire correspondant à la zone de matité ; cependant, même à l'extrême base, il existe un souffle respiratoire léger qui augmente progressivement jusqu'au tiers supérieur, où il diminue pour disparaître au sommet.

Dans le tiers moyen, il s'accompagne à la fin de l'inspiration d'un râle sec, isolé ; mais, dans la toux, on constate de nombreux râles sous-crépitants fins avec retentissement exagéré, vibrations diminuées sur toute la hauteur. Retentissement de la toux et de la voix, un peu aigre dans le tiers moyen.

. Pas de râle en avant et à gauche, mais submatité et murmure vésiculaire diminué.

Il n'y a pas de point douloureux à la pression sur le trajet des côtes, même au niveau de la fistule, qui est oblitérée.

— 45 —

# CONCLUSIONS

I. — Le tissu cellulaire sous-pleural est susceptible, au même titre que le tissu cellulaire des autres régions, d'être le siège d'une inflammation primitive et indépendante de toute lésion osseuse et de toute lésion pleurale, pour donner naissance au phlegmon primitif sous-pleural (Péripleurite de Wunderlich).

II. — L'affaiblissement de l'organisme par suite d'une maladie antérieure ou du surmenage, est la cause principale de la maladie ; le traumatisme sur la poitrine, le refroidissement et même le microorganisme de la suppuration, ne jouent qu'un rôle secondaire dans la production de la péripleurite.

III. — Le phlegmon sous-pleural primitif offre, à toutes les périodes de son évolution, beaucoup de ressemblance avec les autres maladies de la poitrine ; on arrive cependant au diagnostic par une étude attentive des phénomènes généraux, des signes physiques et de la marche de la maladie.

IV. — Le pronostic de la péripleurite est des plus graves : plus de la moitié des malades succombe.

V. — Le traitement général par le sérum physiologique et l'alcool, est de toute nécessité pour combattre l'état général infectieux.

L'ouverture de l'abcès doit être faite aussitôt la formation de la collection purulente. L'incision doit porter au point le plus déclive et le long du bord supérieur de la côte inférieure correspondante. La résection d'une ou de plusieurs côtes est nécessaire lorsque la cavité est grande ; elle est indispensable quand on se trouve en présence des côtes cariées.

# BIBLIOGRAPHIE

Auclert. — Contribution à l'étude des abcès des parois thoraciques à forme pseudo-pleurétique. Thèse de Lyon, 1893.


Bartels. — In *Berliner Klinis. Wochenschrift*, 1873, n° 52.

Barth. — *France Médicale*, Lyon, 1880-1881.

Billroth. — Ueber abcedirende peripleuritis, *Archiv. für Klinische Chirurgic.*, Von Langenbeck, t. ii, 1861.

Bouveret. — Traité de l'empyème, p. 435. Paris, 1888.

Boyer. — Traité des maladies chirurgicales, 4° éd., t. vii, p. 341.

Lachapelle. — Essai sur la Péripleurite. Thèse de Strasbourg, 1868.

Moitessier. — Des abcès du tissu cellulaire sous-pleural. Thèse de Montpellier, 1898.

Peyrot. — Traité de chirurgie de Duplay et Reclus, t. v.

Riegel. — In Deutch. Arch. für Klin Med., p. 51, 1877.

Souligoux. — Traité de chirurgie de Le Dentu et Delbet, t. vi, p. 893.

Wunderlich. — Ueber peripleuritis. Arch für Heilkunde, t. ii, 1861.

271